ANALYSE

DES

EAUX DE BOURRASSOL,

HAMEAU SITUÉ AUX PORTES DE TOULOUSE;

PAR BERNADET,

ANCIEN PHARMACIEN EN CHEF DE L'HÔPITAL SAINT - ANTOINE A
PARIS, AUJOURD'HUI PHARMACIEN A TOULOUSE.

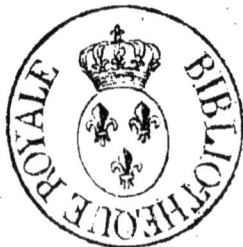

———

TOULOUSE, IMPRIMERIE DE BENICHET AINÉ, RUE DE
LA POMME, N.º 22.

ANALYSE

DES

EAUX DE BOURRASSOL.

LES eaux minérales inspirent un grand intérêt à cause de leur vertu médicamenteuse ; il en existe qui sont devenues célèbres à juste titre, et qui font la prospérité des pays qui les possèdent indépendamment des bienfaits que l'humanité en retire. La chimie, devenue si savante de nos jours, s'en occupe avec un soin particulier ; placée comme un fanal tutélaire, qui indique et le port et les dangers, c'est elle qui, la sonde à la main, arrachant à la nature ses secrets, sait montrer la bonne voie et fait éviter les naufrages où conduisent incessamment la précipitation et l'ignorance.

Etranger à tout intérêt personnel, excité par l'amour d'une science qui a fait l'occupation de ma vie, et par l'amour d'un pays auquel j'appartiens, je me suis livré à un travail qui, malgré tous les soins que j'ai pris pour le suivre, est sans doute encore susceptible de perfection.

Le bruit public m'ayant appris qu'on avait indiqué une source d'eau minérale aux portes de Toulouse, je résolus de m'en occuper et de la soumettre à une analyse qui devait en constater la nature, le nombre de substances qu'elle tient en dissolution et en déterminer les proportions.

Pendant que je me livrais aux expériences qui devaient me conduire à ce résultat, j'ai appris par les journaux de cette ville que déjà trois analyses en avaient été faites, et qu'elles différaient essentiellement. Ces analyses n'ayant pas été rendues publiques, j'ignore encore et les procédés qui ont été employés et les faits qu'elles établissent : je n'ai pas dû me décourager, avec d'autant plus de raison, qu'en redoublant d'attention dans le cours de mes recherches, j'ai été à portée d'observer quelques faits nouveaux en chimie, qui tout en jetant un grand jour sur la composition de l'eau minérale que j'ai analysée, pourront être utiles aux chimistes dans ce genre de travail.

Voici donc l'histoire de mes procédés chimiques et le résultat de mes expériences, heureux si elles obtiennent l'assentiment des gens instruits, et si elles peuvent contribuer à la prospérité du pays et au bien de l'humanité !

Description de la source et des lieux voisins.

La source d'eau minérale que j'ai soumise à l'analyse, est située au hameau de Bourrassol, sur les bords la rive gauche de la Garonne, à 800 toises environ de la ville de Toulouse, et sous les propriétés bâties de M. Talexi.

A dix pieds environ au-dessous de l'habitation, cette eau sourdre d'un rocher qui fait face au levant. A l'aide d'un canal en maçonnerie, elle est aussitôt portée dans la Garonne.

Sa direction paraît venir du couchant, formant un angle droit avec un grand réservoir situé à la partie supérieure du sol où vont se réunir les eaux pluviales, maintenues d'abord à l'aide d'une vane établie à peu de distance du lieu par où s'écoule la source, et employées ensuite au service d'une usine.

Sa transparence est parfaite au moment où elle sort de la source, mais elle louchit presque aussitôt que sa température s'est mise en rapport avec celle de l'atmosphère.

Son odeur est désagréable et fétide ; on peut croire d'abord à quelque analogie avec les eaux minéralisées par le soufre ; mais l'expérience et l'observation nous ont démontré le contraire.

La saveur est terreuse ; on y distingue, mais faiblement, un arrière-goût qui appartient aux eaux ferrugineuses.

Ici je remarquerai que la saveur et l'odeur de cette eau deviennent putrides et corrompues quelque temps après qu'elle est sortie de la source ; on doit boucher hermétiquement le vase dans lequel on a l'intention de la conserver.

La surface du rocher sur lequel elle tombe, ainsi que les bords du canal qui sert à l'évacuer, sont garnis d'une croûte ochracée, très-abondante, que l'on sépare très-difficilement dans certains endroits.

Le 1.er juin 1824, je me rendis à la source vers les cinq heures du matin avec un de mes élèves pour y faire quelques essais préliminaires à l'analyse positive : le temps était pluvieux, la température de l'eau de 9 degrés et demi, Réaumur, celle de l'admosphère 11.

Sa pesanteur spécifique est de   , l'eau distilée étant 1000.

Analyse préparatoire.

Dans l'intention de m'éclairer sur la marche que j'avais à suivre pour parvenir à connaître sa composition, l'eau de Bourrassol fut mise en contact d'une nombreuse série de réactifs chimiques qui tous ont donné lieu à des phénomènes qui leur sont propres, et qui indiquent la présence de telle et telle substance en solution dans l'eau que je soumettais à leur influence.

Le papier et la teinture de tournesol, le muriate de barite, le nitrate de plomb, la teinture de noix de gale, l'acide oxalique, l'oxalate d'ammoniaque, l'eau de chaux, l'ammoniaque, les nitrates d'argent et de mercure, le chlore, les acides nitriques, sulfurique et gallique ont été successivement employés, et les phénomènes obtenus si fortement variables à cause de la grande quantité de carbonate de chaux qu'elle contient, que sans crainte de me tromper, je puis bien désigner ce mode d'analyse sous le nom de contr'indication.

La couleur légèrement rouge que prennent la teinture et le papier teint de tournesol, m'ont indiqué la présence d'un acide libre, et les précipités obtenus par l'ammoniaque, l'eau de chaux, l'acide oxalique et l'oxalate d'ammoniaque, reconnus pour être du carbonate de chaux et de la magnésie, m'autorisèrent à penser que cet acide libre était l'acide carbonique.

Ayant acquis la preuve que les précipités blancs obtenus par les nitrates d'argent et de mercure étaient du muriate d'argent et du muriate de mercure, je dus regarder comme certain que l'acide hydro-chlorique entrait dans la composition de cette eau.

La couleur violette foncée qu'elle a acquise par l'addition de la teinture de noix de galé et l'acide gallique, et la surface de l'eau s'étant irisée, j'ai été conduit à regarder comme certain que le fer y existait à l'état de carbonate.

Les précipités floconneux qu'ont produit le chlore et la teinture de noix de galé dans cette eau prise à la source depuis vingt-quatre heures, m'a fait présumer qu'elle était pourvue d'une matière extractive, soit végétale, soit animale.

Les précipités qu'ont formés dans cette eau, le muriate de barite et le nitrate de plomb, reconnus pour être du sulfate de barite et du sulfate de plomb, j'en ai conclu que cette eau contenait de l'acide sulfurique.

Cette analyse préparatoire constate dans l'eau de Bourrassol la présence des acides sulfurique, hydrochlorique et carbonique ; du fer, de la chaux, de

la matière animale ou végétale et de la magnésie,
la magnésie en très-petite quantité.

Mais comme j'ai pu présumer que toutes ces substances n'étaient pas isolées et qu'elles devaient s'y
trouver plutôt dans un état de combinaison, j'ai
cru devoir m'en assurer en procédant à l'analyse
par évaporation.

Extraction du principe gazeux.

Dix livres d'eau récemment puisée à la source,
ont été mises dans un matras à long cou auquel a
été adapté un tube recourbé dont une extrémité
plongeait dans l'eau de chaux actuellement préparée
à l'eau distilée ; cet appareil convenablement luté et
placé sur un bain de sable, a été chauffé graduel-
lement jusqu'au point où la liqueur est entrée en
ébullition.

Dès les premières impressions de la chaleur, il
a passé un gaz incolore et point odorant qui a tra-
versé l'eau de chaux sans y produire aucun chan-
gement ; il a été recueilli sous une cloche placée à
la suite du flacon contenant l'eau de chaux, à l'aide
d'une machine hydro-pneumatique, ce gaz exa-
miné avec soin, a été reconnu être de l'air admos-
phérique.

Bientôt après et à mesure que l'eau s'échauffait,
il s'est dégagé un gaz qui a produit dans l'eau de
chaux un précipité qui l'a rendue opaque et laiteuse,
en même temps l'eau contenue dans le matras s'est
troublée, elle a déposé une poudre de couleur
ochracée ; et lorsqu'après avoir continué le feu pendant quelque temps, j'ai vu que les précipités tant
du matras que de l'eau de chaux n'augmentaient
plus, j'ai déluté l'appareil, et je me suis empressé
de recueillir ces précipités par la filtration.

Celui obtenu dans l'eau de chaux, bien seché,
était du poids de 24 grains ; et en supposant que

je ne sois point parvenu à obtenir tout l'acide carbonique libre, je puis du moins affirmer que cette eau
n'en contient que ce qui est absolument nécessaire pour
tenir en dissolution les différens carbonates que j'y
ai rencontrés. Il ne faut pas perdre de vue que l'eau
louchit presque aussitôt, qu'elle est en contact avec
l'air, phénomène qu'on ne peut révoquer en doute
et qui annonce le dégagement de ce dissolvant.

D'après les données de Bergman sur les principes constituans du carbonate de chaux, le poids de
l'acide carbonique contenu dans les 24 grains de
carbonate de chaux, est de 9 grains environ; et
en estimant le poids du pouce cube d'acide carbonique à sept dixièmes de grain, cela fait 12 pou-
ces cubes.

Le précipité ochracé formé dans le matras, recueilli avec les mêmes soins employés pour celui
du carbonate de chaux, a été reconnu pour contenir du fer à l'état de carbonate.

Ces expériences démontrent,

1.º Que l'eau de Bourrassol contient du carbonate de fer, avec excès d'acide carbonique;

2.º Que c'est à cet excès d'acide carbonique que
le carbonate de fer doit sa solubilité dans l'eau;

3.º Que le carbonate de fer, privé de l'excès
d'acide carbonique, doit cesser d'être soluble et par
conséquent se précipiter, en ne retenant juste que
la quantité d'acide carbonique qui le constitue sel
insoluble;

4.º Que le carbonate de chaux trouvé au fond
de l'eau de chaux, n'a pu être produit que par l'excès d'acide carbonique séparé du carbonate de fer
que l'eau contenait au moment où il a été volatilisé par le calorique.

En observant avec la plus scrupuleuse attention
les eaux contenues, soit dans le flacon, soit dans
le matras dont on avait séparé l'acide carbonique,
je me suis aperçu,

1.º Que l'eau contenue dans le matras avait entièrement perdu la mauvaise odeur qu'elle possède, et que je crois être commune à toutes les eaux qui, dans leur essence, contiennent, réunies, quelques-uns des principes qui se trouvent dans l'eau de Bourrassol ;

2.º Que l'eau du flacon dans lequel s'était formé le précipité de chaux carbonatée, la contenait toute entière ;

3.º Que le précipité de carbonate de chaux que je venais d'en séparer n'en était nullement impreigné,

D'où je dois naturellement conclure que la partie odorante de cette eau est de nature impondérable, invisible, mais susceptible de se dissoudre dans l'acide carbonique gazeux.

Pour justifier ma conclusion, je fis passer un courant d'acide carbonique à l'aide d'un appareil convenable dans le flacon contenant toute la partie aromatique de l'eau ; la saturation terminée, l'excédant d'acide carbonique fut reçu dans un second flacon rempli aux trois quarts d'eau de chaux.

Mon attente ne fut point trompée, l'eau du premier flacon a totalement perdu son odeur, et celle du second en a été entièrement chargée.

J'ai déjà dit que je croyais que l'odeur qui existe dans l'eau de Bourrassol était commune à toutes celles qui, comme elle, tiennent en dissolution certains principes propres à la développer. L'eau de Bourrassol contient du sulfate de chaux et une matière animale, c'est une chose démontrée par l'analyse ; or c'est un fait incontestable que le carbonne à l'état d'oxides végétaux ou animaux, décompose le sulfate de chaux par la voie humide, d'où résulte une odeur fétide, soluble dans l'acide carbonique qui tend toujours par son état à la développer. Ces élémens, susceptibles de donner naissance à l'odeur fétide et à la développer, se rencontrent dans l'eau que nous analysons ; il est certain qu'en approchant l'eau de Bourrassol de l'organe de l'odorat, on éprouve une sensation qui vous fait penser que l'odeur qu'elle exale sort d'un milieu qui contient du soufre ; tout le monde est à portée de faire cette épreuve ; à la vérité, nos instrumens n'ont pas été assez fins pour le démontrer physiquement, mais ne vaut-il pas mieux s'arrêter à un fait qui a pour base le principe, que d'aller chercher la cause de cette odeur dans une suite de décompositions artificielles.

Analyse par l'évaporation.

Dans ma première opération, j'ai fait évaporer, à l'aide d'une douce chaleur, cinquante livres d'eau de Bourrassol placée dans une capsule de porcelaine.

A mesure que l'eau s'échauffait, j'ai vu se manifester à la surface et dans l'intérieur de la liqueur, un mouvement d'agitation causé par le dégagement de l'acide carbonique qui s'échappait du liquide à l'état de gaz. Bientôt après la masse liquide a été parsemée d'un précipité très-léger, mais volumineux, qui descendait au fond du vase, s'y attachait, ainsi que sur ses parois.

L'évaporation ayant été poussée jusques à siccité, la masse solide de ce précipité n'avait aucune odeur particulière ; sa surface était recouverte d'une petite couche nacrée, tandis que son intérieur avait une couleur jaune ochracée, tirant sur le nankin, qui, bien sechée et recueillie avec soin, a donné 199 grains de résidu.

Pour me procurer des résultats certains, j'ai employé ces 199 grains de résidu à une nombreuse série d'expériences desquelles il a résulté que l'eau de Bourrassol est composée des huit substances suivantes :

Acide carbonique ; carbonate de chaux ; carbonate de fer ; matière grasse ; muriate de soude ; muiate de magnésie, péu ; sulfate de chaux ; silice.

Dans mes recherches, j'ai souvent eu l'intention
de me procurer le carbonate de soude, j'entendais
dire que sa présence avait éte constatée par des
analyses qui avaient précédé la mienne.

Toutes mes recherches à cet égard ont été infructueuses ; j'ai même dû suspendre toute espèce de soins
parce que son existence est impossible dans les eaux
de Bourrassol.

En effet, le sulfate de chaux et le muriate de
magnésie ne peuvent point coexister dans une eau
qui contiendrait du carbonate de soude sans qu'il
s'opère une décomposition qui produirait du sulfate ou du muriate de soude.

A l'appui de ce raisonnement j'invoque Fourcroy,
qui dans son système des connaissances chimiques,
pages 405 et 485, dit :

« Le sulfate de chaux est décomposé par le carbonate de soude et se forme du sulfate de soude et
du carbonate de chaux. »

Et plus loin il dit : « Le muriate de magnésie
est décomposé par attraction superflue par le carbonate de soude, il se forme du carbonate de magnésie et du muriate de soude. »

Que si d'après cette explication on persistait à
croire que le carbonate de soude existe dans l'eau
de Bourrassol, je serai fondé à dire, avec vérité,
qu'on aurait mal opéré, qu'on a brûlé, calciné,
détruit la matière animale par le calorique, et décomposé par ce fait une partie de muriate de soude,
qu'on l'a transformée en carbonate, qu'on aurait ensuite
trouvé dans le résidu, mais toujours provenant de
cette transformation artificielle.

Nous n'avons pas été plus heureux dans nos recherches pour le carbonate de magnésie, et les proportions que nous avons obtenues à plusieurs reprises étant d'accord avec nos résidus, nous pouvons affimer qu'il n'existe pas dans l'eau de Bourrassol.

Il est facile de concevoir qu'après m'être ainsi assuré de la non existence des substances ci-dessus désignées et de l'existence de celles que l'eau tenait en dissolution, il m'a dû être très-facile d'en déterminer les proportions par la méthode suivante:

J'ai fait évaporer une égale quantité d'eau à celle que j'avais prise pour les expériences précédentes (cinquante livres). Cette opération a été faite avec les mêmes soins et les mêmes précautions.

Cette fois le résidu que j'ai obtenu était de 202 grains, c'est-à-dire 3 grains de plus que dans la première évaporation.

L'alcool rectifié dans lequel ce résidu fut mis en digestion pendant 24 heures, ne tarda pas à se colorer, et après ce temps le résidu avait acquis une teinte d'un jaune rougeâtre. J'ai décanté et filtré la liqueur sur un filtre pesant 18 grains et demi; j'ai ajouté au dépôt resté dans le flacon une nouvelle quantité d'alcool, j'ai ensuite réitéré jusqu'à ce que les dernières portions qui y ont été mises en sont sorties presque incolores.

Comme mes expériences préliminaires m'avait fait connaître la nature et le nombre des substances sur lesquelles j'opérais et que je savais que je ne pouvais dissoudre, soit par l'alcool, soit par l'eau, que les hydrochlorates de soude, de magnésie et la matière animale, j'ai cru sans inconvénient et pour éviter des pertes, pouvoir me dispenser de dessecher mon résidu pour le traiter par l'eau sans aucune crainte d'altérer mes résultats.

J'ai versé de l'eau distilée, froide, sur le résidu insoluble dans l'alcool, puis je l'ai légèrement chauffée; le liquide s'est coloré comme l'alcool, en jaune rougeâtre, mais plus faiblement; alors j'ai décanté et j'ai ajouté une nouvelle quantité d'eau, ce que j'ai réitéré jusqu'à ce que la dernière en sortît incolore; ce qui n'a eu lieu qu'à la sixième fois. J'ai filtré ; la matière insoluble restée sur le filtre, lavée et desséchée pesait 158 grains, ce qui fait que l'alcool et l'eau avait dissous 44 grains de matière soluble.

Les solutions de l'alcool et de l'eau réunies, évaporées dans une capsule de verre placée sur un bain de sable, ont présenté les phénomènes suivans :

Vers les deux tiers de leur volume il s'est manifesté dans le liquide des petites globules d'un aspect oléagineux ; le nombre en augmenta considérablement, ils se réunirent autour de la capsule en fort peu de temps ; je crus alors qu'il était temps d'arrêter l'évaporation ; j'ai donc retiré la capsule du feu, et la matière grasse s'est concrétée par le réfroidissement.

Son aspect m'a rappelé la couleur micassée qu'a toujours eu la surface de mes résidus dans mes grandes évaporations.

Cette matière grasse me parut avoir assez de consistance pour pouvoir être enlevée mécaniquement, ce que je fis très-bien à l'aide d'une espatule d'ivoire ; desséché ; ce résidu a pesé 12 grains.

La liqueur restante a été concentrée de nouveau, et lorsque je me suis aperçu que la surface de ce liquide se couvrait de petits cristaux cubiques, que dans les ateliers de salpétrerie les ouvriers désignent sous le nom de pieds de mouche, j'ai retiré du feu ; et par le refroidissement de la liqueur, j'ai obtenu des cristaux réguliers, de muriate de soude colorés par un peu de matière grasse ; la liqueur a été épuisée et les cristaux purifiés et cristallisés de nouveau, ont pesé 23 grains.

Dans la liqueur il ne me restait plus que l'hydrochlorate de magnésie toujours mêlé à un peu de matière grasse dont je n'ai pu me débarrasser qu'en la calcinant.

Alors j'ai dissous la masse dans l'eau, j'ai filtré ; la liqueur traitée par le carbonate d'ammoniaque que j'ai évaporée à siccité, puis calcinée dans un creuset de porcelaine, l'hidro-chlorate d'ammoniaque s'est volatilisé; il ne m'a resté dans le creuset que la magnésie pesant 4 grains, ce qui me représente 9 grains environ d'hidro-chlorate de magnésie.

Examen par l'acide hidro-chlorique des matières fixes, insolubles dans l'eau.

Cent cinquante-huit grains de matières insolubles dans l'eau l'ont été presqu'entièrement dans l'acide hidro-chlorique faible; une effervescence considérable s'est manifestée: des flocons grisâtres nageaient dans le liquide, je les ai séparés par la filtration, lavés et sechés, ils ont pesé 12 grains.

J'ai ajouté dans la solution de nouvel acide hidro-clorique pour la rendre très-acide, j'y ai ensuite versé de l'ammoniaque jusqu'au point de saturation, il y a eu un dégagement de chaleur et de vapeurs blanches considérables; un fort précipité brun s'y est opéré, qui, filtré, lavé et desseché a pesé 27 grains.

Mais comme pour avoir des proportions exactes il faut déduire de ces 27 grains 16 centièmes environ, à cause que le fer a été porté à l'état de tritoxide, au lieu de 27, je n'en compte que 23 grains.

J'ai versé ensuite dans la liqueur saturée d'ammoniaque du sous-carbonate de la même base, il s'y est formé sur le champ un précipité blanc très-abondant, qui, filtré, lavé et seché, a pesé 117 grains.

Une partie de ce précipité insoluble, traité par l'acide sulfurique, m'a donné la certitude que j'avais obtenu du carbonate de chaux.

Le liquide auquel je venais d'enlever la chaux par le sous-carbonate d'ammoniaque, devant contenir la magnésie, si tant il était vrai qu'il en existât dans l'eau de Bourrassol, a été évaporé jusques à siccité, et le résidu calciné a été entièrement soluble dans l'eau.

Cette expérience prouve que le carbonate de magnésie ne se trouve point dans l'eau de Bourrassol.

Le résidu qui avait éprouvé l'action successive de l'alcool, de l'eau et de l'acide muriatique pesait 12 grains, il paraissait être du sulfate de chaux; pour m'en assurer, je le mis en macération pendant quelques jours dans une forte solution de carbonate de soude; je fis ensuite bouillir ce mélange, je le délayai avec de l'eau pure, je filtrai.

Le résidu resté sur le filtre traité par l'acide acétique fut totalement dissous à l'exception de 4 grains que j'ai reconnu être de la silice.

Résultat de l'analyse.

De cette analyse, faite avec tout le soin possible, on peut conclure que cinquante livres d'eau minérale de Bourrassol, contiennent :

Acide carbonique	12 pouces cubes.
Carbonate de chaux. . .	117 grains.
Carbonate de fer.	23 grains.
Muriate de magnésie. . .	9 grains.
Muriate de soude	23 grains.
Sulfate de chaux.	8 grains.
Matière grasse.	12 grains.
Silice.	4 grains.
Perte.	6 grains.
Résidu de 50 livres d'eau. .	202 grains.

Analyse comparative ou contre-épreuve.

Je connaissais désormais la nature et le nombre des substances que l'eau de Bourrassol tient en dissolution ; j'en avais déterminé les proportions par

Une longue suite d'expériences faites avec une persévérante vigilance, lorsque le bruit public m'apprit que l'eau de Bourrassol était devenue un sujet de débats entre ceux qui s'étaient occupés à l'étudier, et que réciproquement on contestait les résultats qu'on a prétendu avoir obtenus ; je dus redoubler d'attention et multiplier mes expériences, j'ai donc cherché à corriger ou a confirmer celles que j'avais déjà faites, en me mettant à même de déterminer d'une manière plus directe la quantité respective de chacune des substances qui composent l'eau de Bourrassol.

Je conviens que dans l'analyse positive que je vais rapporter et qui prouve l'exactitude et la justesse de la précédente d'une manière évidente, je n'avais d'abord en vue que de me procurer le fer; toutes les autres substances se sont si bien présentées, que j'ai dû nécessairement les saisir au fur et à mesure qu'elles ont paru.

Ces expériences comparatives que j'appelerai aussi de contre-épreuve, m'ont mis à même d'observer que le carbonate de fer et le carbonate de chaux, tels qu'ils existent dans l'eau de Bourrassol, sont inattaquables par l'acide nitrique. *Ce fait m'a paru nouveau en chimie*, et une fois connu, il m'a singulièrement facilité la marche que je voulais suivre dans mes expériences de contre-épreuve : il m'a fait obtenir le fer et la chaux à l'état de carbonate, c'est-à-dire, tels qu'ils existent dans l'eau; il m'a fait obtenir les quantités respectives égales et correspondantes avec celles que j'avais obtenues précédemment et que j'ai déjà désignées.

Il me suffira donc de rappeler ici que de tous les sels dont j'avais démontré l'existence par les expériences précédentes, il n'y avait que les carbonates de fer et de chaux, et les muriates de soude et de magnésie, que l'on dut croire décomposables par l'acide nitrique.

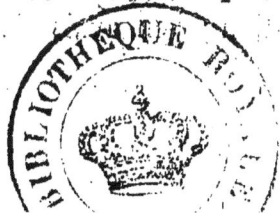

Ce

Ce fait une fois établi, j'ai pris 16 livres d'eau de Bourrassol nouvellement puisée à la source, et je les ai mises dans un matras dans lequel j'ai ajouté 4 gros environ d'acide nitrique pur.

L'eau qui auparavant avait commencé à louchir, reprit entièrement sa transparence parfaite; j'ai versé ensuite de l'ammoniaque jusqu'à ce que le mélange en contint un léger excès.

Bientôt après il s'est formé dans le liquide un précipité très-abondant qui, réuni au fond du vase, a présenté deux couleurs bien distinctes; l'une, d'un rouge briqueté, occupait la partie supérieure du précipité, et l'autre très-blanc, occupait la partie inférieure.

Ces deux couches, de couleurs différentes, étaient si évidemment marquées, que je crois qu'il m'aurait été possible de les séparer mécaniquement si je n'avais pas voulu connaître la véritable composition de ce précipité.

J'ai filtré sur un filtre pesant 5 grains, et le résidu qui restait sur le filtre bien seché a pesé 44 grains.

J'ai versé sur ce précipité de l'acide nitrique affaibli qui l'a dissous en totalité avec une forte effervescence absolument semblable à celle qui a lieu dans la décomposition des carbonates par les acides; cette dissolution nitrique a été tellement parfaite, que rien n'en troublait la transparence; elle était seulement d'un jaune rougeâtre.

Cette dissolution mise à évaporer jusqu'à siccité et légèrement calcinée afin de décomposer le nitrate de fer qui avait été formé, m'a donné une masse rougeâtre qui attirait très-puissamment l'humidité de l'air; j'ai ajouté de l'eau, les sels solubles se sont dissous et le fer s'est précipité sous la forme d'une poudre d'un rouge briqueté; ce précipité de fer recueilli sur un filtre et bien sec, a pesé 9 grains, desquels il faut déduire les $^{16}/_{100}$ à raison de sa sur-oxidation.

Le liquide, dont je venais de séparer le fer, a été traité par le sous-carbonate d'ammoniaque qui a donné sur le champ un précipité blanc très-abondant, lequel reçu sur un filtre et seché a pesé 36 grains.

Ces 36 grains de résidu décomposés par l'acide sulfurique m'ont donné un sel insoluble en cristaux soyeux très-blancs, reconnus pour être du sulfate de chaux.

De ces expériences il résulte,

1.º Que l'acide nitrique versé dans l'eau de Bourrassol ne décompose point le carbonate de fer ni le carbonate de chaux;

2.º Que l'acide nitrique, tout en s'unissant aux autres substances, ne fait que favoriser la solution des carbonates de fer et de chaux dans leur état de carbonate, et de la même manière que l'acide carbonique;

3.º Que l'ammoniaque versé dans ce mélange a la propriété de précipiter le fer et la chaux à l'état de carbonate en s'emparant de l'acide nitrique qui les tenaient en suspension.

4.º Que la quantité de carbonate de fer et de chaux, obtenue dans cette opération, se trouvent en parfait rapport avec celle obtenue dans la première analyse, d'où l'on doit conclure avec certitude que ce sont celles qui existent dans les eaux de Bourrassol.

5.º Enfin, que le moyen employé pour séparer de cette eau les carbonates de fer et de chaux dans leur état de carbonate par l'acide nitrique, doit être considéré comme un phénomène nouveau qu'on pourrait employer avec avantage dans les analyses de ce genre, et notamment pour celles qui, par leur composition, ont quelque analogie avec les eaux de Bourrassol.

Le liquide dont j'avais séparé le précipité était très-limpide, il contenait encore la matière animale, la silice, le sulfate de chaux, la soude du muriate de soude à l'état de nitrate, et la magnésie du muriate à l'état de nitrate, ammoniaco-magnésien.

J'ai fait évaporer convenablement le liquide, qui a constamment conservé sa transparence; vers la fin de l'opération il s'est précipité une poudre grise que j'ai séparée et que j'ai reconnu être du sulfate de chaux et de la silice, du poids de 3 grains, que je n'ai point séparés, parce que j'ai cru inutile de multiplier les expériences.

En continuant à faire évaporer la liqueur dont je venais de séparer le sulfate de chaux et la silice, il est venu nager à la surface du liquide et à mesure que la liqueur se concentrait, une matière qui s'est concrétée par le refroidissement, et que j'ai reconnu être la matière animale déjà trouvée dans les premières expériences; mais ce qui m'a le plus étonné, c'est qu'après l'avoir dessechée, elle a été du poids de 15 grains, encore même le résidu desseché en contenait quelques atomes.

Il faut croire que, par une longue ébullition, cette matière se décompose en grande partie, et voilà pourquoi on ne la retrouve pas en aussi grande quantité dans le résultat de la première analyse.

Le résidu de l'évaporation a été une masse de couleur jaune et d'une odeur légère de beurre, ce qui m'a fait présumer que la matière grasse contenait quelque principe qui se rapprochait de l'acide cholestérique, et qu'elle pourrait bien être une substance adipocireuse et analogue à la matière que l'on trouve dans la composition des calculs biliaires.

Je me propose d'examiner plus particuliérement cette matière et d'en faire plus tard le sujet d'un mémoire particulier, toutefois je puis affirmer aujourd'hui qu'elle n'est pas de nature à altérer les eaux qui la contiennent.

Le résidu qui contenait la magnésie et la soude, combinés, avec l'acide nitrique et l'ammoniaque, a été calciné. Le nitrate ammoniaco-magnésien a été décomposé, et le résidu dissous dans l'eau laissait nager dans son intérieur des flocons légers de magnésie.

La liqueur mise à cristaliser nous à fourni des cristaux cubiques, de nitrate de soude, contenant exactement la quantité de soude, du muriate, déjà trouvés dans l'eau de Bourrassol.

De ces faits on peut conclure qu'en triplant le produit des 16 livres d'eau, plus deux livres pour l'élever à 50 livres, et en fesant subir à la quantité de fer obtenue la soustraction des 16 centièmes, on aura toujours les quantités énoncées au résultat de la première analyse.

Ici devrait finir notre travail, si nous n'avions pas été amenés à fixer l'opinion sur quelques assertions sans doute trop légérement avancées sur une matière qu'on ne saurait explorer avec trop de réflexion.

On assure avoir constaté dans l'eau de Bourrassol la présence de l'hydrogène carboné et de l'ammoniaque, qui lui donnerait les caractères d'une eau marécageuse. Un mot sur ces assertions.

L'hydrogène carboné ni l'ammoniaque n'existent pas comme principe constituant dans l'eau de Bourrassol; sans doute la matière grasse que nous y trouvons est susceptible de produire du gaz hydrogène carboné, lorsqu'elle éprouve la fermentation putride ou qu'on la décompose par le calorique. Ici rien de tout cela, l'eau sortant de la source est claire, limpide, transparente, et cet état annonce que les principes qui la constituent sont non-seulement dans leur état naturel, mais encore dans un état d'équilibre et de combinaison réciproque.

Or de là que l'eau de Bourrassol contient une matière qui peut produire l'hydrogène carboné par la putréfaction ou par une décomposition artificielle, s'en suit-il que l'on puisse dire que l'hydrogène carboné est un des principes constituans de cette même eau, autant vaudrait dire, ce me semble, que l'eau qui contiendrait l'huile de naphte ou l'huile concrète de rose qui, d'après les expériences de M. Théodore de Saussure ne paraissent être formées que d'hydrogène et de carbone, lui fourniraient un principe constituant qui ne serait autre que l'hydrogène carboné. Cette manière de raisonner ne me paraîtrait pas naturelle.

Quant à l'existance de l'ammoniaque dans un état de liberté, elle ne nous paraît pas possible dans l'eau de Bourrassol.

L'acide carbonique, dont on ne peut nier l'existance, ne serait-il pas là pour s'unir à lui et le transformer en carbonate d'ammoniaque, quand d'un autre côté si l'ammoniaque existait à l'état libre il s'unirait au muriate de magnésie pour le convertir en sel trisule muriate ammoniaco-magnésien; mais, il faut le dire, dans le cours de nos expériences aucun phénomène ne nous a démontré la présence d'aucun de ces deux composés.

En arrivant au terme des travaux que nous nous étions imposés, nous nous féliciterons qu'ils puissent être utiles aux chimistes qui entrepredront la même carrière. Cette analyse n'ayant pour but que de constater des faits, nous laisserons à une plus haute science à décider si les eaux de Bourrassol peuvent être utilement employées au soulagement de l'humanité.

Toulouse, le 15 juillet 1824.